AF174966

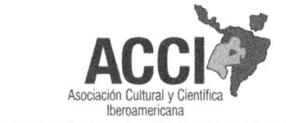

ACCI
Asociación Cultural y Científica
Iberoamericana

EL MALESTAR EMOCIONAL INFANTO-JUVENIL TRAS LA PANDEMIA

ANA ISABEL SANZ GARCÍA

EL MALESTAR EMOCIONAL INFANTO-JUVENIL TRAS LA PANDEMIA

EL ESTALLIDO DE UNA CRISIS QUE NO QUISIMOS VER

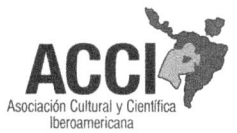

ACCI
Asociación Cultural y Científica
Iberoamericana

ACCI ediciones (Asociación cultural y científica iberoamericana) apoya la protección del copyright.

El copyright estimula la creatividad, defiende la diversidad en el ámbito de las ideas y el conocimiento, promueve la libre expresión y favorece una cultura viva. Gracias por comprar una edición autorizada de este libro y por respetar las leyes del copyright al no reproducir, escanear ni distribuir ninguna parte de esta obra por ningún medio sin permiso.

© Obra: El malestar emocional infanto-juvenil tras la pandemia

Primera edición: Enero, 2024

© Autora: Ana Isabel Sanz García

ISBN: 978-84-10041-00-4
Depósito Legal: M-315-2024

Maquetación y Diseño cubierta: ACCI ediciones

© Editado por ACCI ediciones // www.acciediciones.com
Gestión, promoción y distribución: Grupo Editor Vision Net S.L.
C./ San Ildefonso 17, local, 28012 Madrid. España.
Tlf: 0034 91 5273678 // Email: pedidos@visionnet-libros.com

Disponible en librerías físicas y online.

Las opiniones expresadas en este trabajo son exclusivas del autor. No reflejan necesariamente las opiniones del editor, que queda eximido de cualquier responsabilidad derivada de las mismas.

Diríjase a CEDRO (Centro Español de Derechos Reprográficos, www.cedro.es o por teléfono 917021970) si necesita fotocopiar, escanear o utilizar algún fragmento de esta obra. Gracias por comprar una edición autorizada de esta obra y por respetar las leyes del copyright.

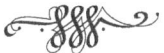

Presentación[1]

En el momento en que se cumple el tercer año tras la declaración oficial de la pandemia por la COVID-19 y se la ha considerado "superada" como amenaza sanitaria urgente, hacemos frente a otra "pandemia paralela". Tras responder a los aspectos biológicos de la infección, hemos de confrontar las reacciones emocionales sufridas por la población y la aparición de trastornos mentales de magnitud y pronóstico todavía desconocidos.

Esta situación pone de manifiesto, una vez más, las desigualdades en la atención sanitaria. Esta, que debería ser un derecho universal, no se preocupa suficientemente por las necesidades de la población infanto-juvenil. El avance en este objetivo pendiente se ha querido priorizar en el Día Mundial de la Salud Mental en 2023 con el lema "Salud mental: salud mundial: un derecho universal".

Este ensayo pretende contextualizar las secuelas de alteraciones psíquicas en el colectivo de los menores de edad tanto en España como en el conjunto del planeta, y concluir con breves reflexiones sobre lo que deberían ser las

---

[1] Este trabajo es una ampliación y adaptación del artículo "Enfermedad mental infanto juvenil tras la COVID-19", incluido en el informe *La salud mental en la educación,* publicado por la Fundación 1º Mayo (2023).

acciones inmediatas y futuras en el ámbito de la atención y promoción de la salud mental de los adultos del futuro.

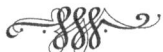

1
Una necesaria, aunque breve e incompleta, cronología de la pandemia

El nacimiento de un asesino en una sociedad prepotente

Vivimos en una sociedad en la que la medicina y la cirugía están logrando continuos avances e incorporando desarrollos tecnológicos que nos colocan cerca de la superación de límites que hasta hace muy poco eran propios de la ciencia ficción. Ante un panorama tan favorable para mejorar y alargar la vida de los seres humanos, resulta difícil concebir que un ser invisible tenga tal capacidad mortífera y de desafío al conocimiento biomédico disponible y que haya conseguido bloquear la dinámica de todo el planeta, segando millones de vidas, dejando secuelas severas en otras muchas y poniendo en jaque la economía en todas sus manifestaciones, así como el equilibrio político y cultural de las sociedades (Agamben y otros, 2020; Tizón, 2020).

La historia comenzó de manera poco perceptible en China, en una ciudad llamada Wuhan de la provincia de Hubei, donde, posiblemente desde noviembre de 2019 y ya de manera declarada oficialmente en diciembre de ese año, empezaron a notificarse casos de un cuadro infeccioso "raro" y mortal. El proceso de reacción local e internacional no fue en absoluto rápido ni previsor.

No es que las personas competentes no tuvieran capacidad de darse cuenta de la potencial gravedad de lo que se estaba gestando en la remota localidad de China, ni que no tomaran las medidas que estaban a su alcance (a algunos esto les costó severos castigos e incluso la muerte). Los médicos que atendieron los primeros casos llegaron a dar a conocer a las revistas especializadas lo que sucedía en su entorno y lograron aislar el microorganismo y secuenciar su composición en un tiempo récord (el 19 de enero de 2020 ya se había "diseccionado" el genoma del virus y puesto a disposición de toda la comunidad científica). Visto con perspectiva, la diseminación de la COVID-19 ha sido una combinación de secretismo por parte de China, de lentitud e ingenuidad de la principal organización sanitaria -la Organización Mundial de la Salud- y de no pocos gobiernos.

El estallido de una bomba a nivel mundial

Tras la detección de numerosos casos en la ciudad de Wuhan, durante un tiempo se defendió -a pesar de las evidencias en contra- que el virus no se transmitía de persona a persona, es decir, que la infección era consecuencia del contacto con animales y que ahí se rompía la cadena de transmisión. Esta posibilidad ya la refutó la colectividad médica que atendía el foco de Wuhan, pero sus advertencias no sirvieron.

La progresiva aparición de casos en distintos países (Corea, Tailandia, Japón, y así en una escalada rápidamente creciente) no pareció convencer de momento a la OMS de lo que ya era obvio: que el virus se transmitía entre los seres humanos. Fue necesario que los casos llegasen a más países y se multiplicaran rápidamente en ellos para que la referida institución reaccionara el 30 de enero de 2020 -un mes después del primer comunicado de las autoridades chinas- recomendando por primera vez el uso de mascarillas, el aumento de la distancia interpersonal y decidiéndose a evaluar directamente la situación sobre el terreno. A pesar de la evidente gravedad de lo observado, no se adoptaron medidas de restricción de los viajes a China u otras fórmulas para controlar la dispersión del virus a otros territorios.

El 11 de febrero (casi mes y medio tras la notificación del foco chino), la OMS "bautiza" la nueva enfermedad con el nombre de COVID-19, que significa "enfermedad por coronavirus en 2019". Al microorganismo causante de la enfermedad, los taxónomos lo denominaron SARS-CoV-2, relacionándolo con el virus responsable del brote de Síndrome Agudo Respiratorio de 2003. Por esos días, el patógeno recién presentado en sociedad había infectado a 75.000 personas y matado a 2.000. Sin embargo, las defensas seguían siendo parcas.

El 25 de febrero, cuando ya había países severamente afectados, la directora de los *Centers of Disease Control* de Estados Unidos se mostró contundente al afirmar que la COVID-19 se convertiría sin duda en pandemia y que sólo faltaba saber cuándo. Alegaba tres motivos: a) era una enfermedad mortal, b) se propagaba directamente de persona a persona y c) estaba diseminándose por todo el planeta. En su declaración sostenía: "no se trata de si el coronavirus se convierte en pandemia, sino cuándo" (Inserro, 2020).

Un día antes, el director de la OMS había manifestado en una rueda de prensa que:

> "el uso de la palabra pandemia ahora no se ajusta a los hechos, pero puede causar miedo. Por el momento, no estamos presenciando la propagación global incontenible de este virus, y no estamos presenciando una enfermedad grave o muerte a gran escala" (Citado en Pérez, 2022: 21).

El temor a la palabra maldita realmente debió pesar mucho en la OMS. El 29 de febrero, con casi 90.000 infectados y más de 3.000 muertos en todo el globo, la Organización elevó a "muy alto" el nivel de alerta mundial, pero no recurrió por el momento al término "pandemia", estado que finalmente declara el 11 de marzo (OMS, 2020), con 118.000 casos y 4.291 muertos. Con una diseminación tan generalizada del virus, las posibilidades de actuación dejaban atrás la posibilidad de éxito de las estrategias de contención[2] o mitigación[3], obligando a aplicar el escenario de nivel 3, que suponía la detención de toda actividad considerada_ no esencial, el cierre de establecimientos no

---

[2] El "escenario de contención" o nivel 1 implica el control de los casos detectados y el rastreo de sus contactos directos en los días anteriores a la confirmación de la infección.

[3] "El escenario de mitigación" o nivel 2 conlleva la cuarentena de las personas con infección confirmada o con sospecha de estar infectadas, esto se une a las medidas de aislamiento de zonas más afectadas y medidas que favorezcan el distanciamiento de la población: cierre de escuelas, de centros de trabajo con posibilidad de funcionar de forma remota, suspensión de eventos masivos...

imprescindibles y el aislamiento de toda la población en sus hogares, es decir, el confinamiento, una medida que nunca se había utilizado a tan gran escala.

La declaración de la OMS afectaba por primera vez a millones de personas, entre ellas, a nuestro país. En España, el primer decreto de Estado de Alarma se promulgó el 14 de marzo de 2020 (RD 463/2020, de 14 de marzo) (*BOE* nº 67, pp. 25390-25400), renovándose posteriormente en sucesivos Reales Decretos hasta el 21 de junio de 2020. Posteriormente, se recurrió nuevamente a esta medida el 25 de octubre de 2020 con motivo de la segunda ola, aunque en este caso cada Comunidad Autónoma adoptó formatos con severidad muy diferente.

Confinar y cómo desconfinar: esa es la cuestión

Será difícil olvidar lo sucedido a partir de marzo de 2020. Si hasta ese momento la percepción y las noticias relacionadas con la COVID 19 oscilaban entre la preocupación y cierta incredulidad/negación, a partir del 11 de marzo se desató a escala mundial un efecto dominó de desastres en cadena: el cierre de las fronteras de los países, el derrumbamiento de la actividad económica, cultural, deportiva, turística... y un imparable aumento de contagios, enfermos y muertes que no dejaron libre ningún espacio del mundo, ni siquiera la Antártida.

El encerramiento no era la solución mágica a largo plazo. En el conjunto mundial, España tuvo uno de los confinamientos más prolongados y controvertidos -99 días- sostenido por seis prórrogas del primer decreto de estado de alarma. En mayo, el gobierno español planteó un desconfinamiento en cuatro fases, que no estuvo exento de dificultades.

La "nueva normalidad" de la que se hablaba era poco tranquilizadora para muchos y acarreó angustias añadidas al tener que hacer frente al miedo de abandonar un espacio incómodo pero seguro con fuertes dudas sobre los persistentes riesgos de contagio en ausencia de medidas de inmunización o de tratamientos efectivos (se hablaba de "síndrome de la cueva" para aludir a estas reticencias a salir del espacio doméstico). El pico de la curva de contagios se había aplanado, pero la incertidumbre era incluso mayor que antes del confinamiento.

El principio del fin: una vacunación exitosa con controversias

En diciembre pareció encenderse la primera luz en el túnel con el inicio de la campaña de vacunación en Inglaterra. Este era el horizonte más esperanzador en medio de los fracasos de otras medidas. Inmunizar a la mayor parte de la población se convertía en una meta prometedora hacia la que dirigirse, aunque no carente de obstáculos.

De la misma forma que se habían producido carencias y tensiones con la dotación de mascarillas, respiradores y otros materiales sanitarios imprescindible (los Equipos de Protección Individual – EPIs- para el personal en contacto directo con los infectados, los test de antígenos, las PCRs -pruebas de detección de la presencia del virus a través de la polimerasa, uno de sus componentes-), lo sucedido durante la producción, venta y distribución de vacunas estuvo lleno de episodios lamentables (incumplimientos de contratos, por ejemplo) que chocaban con el meritorio trabajo científico de varios equipos de investigación ubicados en diferentes países, los cuales en un período muy corto pudieron ofrecer lo que era el salvavidas de una situación descontrolada.

El 27 de diciembre de 2020, España inició su plan de vacunación con una nonagenaria, pues los ancianos eran el grupo de edad que más preocupaba. El 18 de enero de 2021 se iniciaba la administración de la segunda dosis. En la actualidad, nos encontramos en la fase de administración de la cuarta dosis. Ha sido un camino polémico por varios hechos: la falta de suficientes dosis, la organización logística de cómo vacunar con rapidez y seguridad a grupos poblacionales lo más amplios posibles, la decisión sobre los criterios de preferencia en los turnos de vacunación, la reflexión sobre si combinar o no los diferentes tipos de vacunas, el negacionismo de ciertos sectores que siguen aferrados a sus posiciones al margen de cualquier planteamiento racional o científico... Más allá de todo ello, según las estadísticas disponibles en junio de 2023, la tarea está satisfactoriamente cumplida y se puede considerar que esa ansiada inmunidad colectiva se ha logrado, lo cual nos aporta un indudable respiro para mirar hacia la reconstrucción de lo que la pandemia ha destrozado.

El único punto débil del plan nacional de inmunización radica precisamente en la vacunación de los más pequeños. En España, el colectivo adolescente presenta tasas de inmunización equiparables a las de los sectores adultos

(95%), pero la población de 5 a 11 años, según referencias de abril de 2022, apenas supera el 50% de vacunados, estadística que sigue haciendo pensar que los menores no han sido suficientemente considerados en las políticas sanitarias (o al menos no con el mismo hincapié) adoptadas frente a la COVID-19 y que los progenitores u otros adultos implicados en la decisión de vacunar a las generaciones más jóvenes tampoco tienen claro el riesgo de la no vacunación, a pesar de que las Sociedades Profesionales de Atención a la Infancia han sido claras en sus posiciones, recomendando incluso la inmunización de los recién nacidos.

Los intentos de defensa del virus

Mientras la investigación y las medidas de inmunización avanzaban en general a buen ritmo, el virus demostraba que aún podía poner en jaque al mundo. Así sucedió al aparecer las mutaciones de la variante original que ganaban en transmisibilidad o en capacidad de agredir al organismo humano. El primer sobresalto se experimentó en diciembre de 2020. Poco después de iniciarse la vacunación en Inglaterra, se informó de la aparición de la mutación alfa o variante británica, que volvió a suscitar incertidumbres. Se sumaron después la sudafricana (beta) o la brasileña (gamma). Pero la coyuntura más preocupante provino de la mutación delta u ómicron, que, por su contagiosidad, supuso un retroceso evidente en los procesos iniciados de normalización de la economía y la vida cotidiana. En concreto, implicó un nuevo freno a las reuniones de grupos en las Navidades de 2022, que se suponían iban a ser las primeras celebradas sin restricciones importantes desde 2020. En el invierno de 2023, cuando la actitud del conjunto de la sociedad y la comunidad científica hacia la COVID-19 se ha relajado notablemente, el SARS-CoV-2 sigue su proceso de mutaciones, que está produciendo picos de incidencia con manifestaciones diferentes y en general más leves. Las variantes que están aumentando la frecuencia de infecciones en el segundo semestre de 2023 son la EG.5 (conocida como "Eris") -próxima al ómicron- y la BA.2.86 (popularmente denominada "Pirola"). Por el momento, ninguna de esas transformaciones virales ha incidido en una disminución de la eficacia de las vacunas existentes, que siguen siendo barrera eficaz para mantener contenida la difusión del microorganismo.

La pandemia ha terminado: ¿y ahora qué?

Este año se cumple un aniversario muy significativo: la humanidad hace tres años que convive con el SARS-CoV-2. Seguimos sin tener certezas de cómo surgió este microorganismo tan letal. Las investigaciones más recientes parecen confirmar la hipótesis de que surgió en un laboratorio chino de Wuhan (Gordon y Stroebel, 2023; Herb y Bertrand, 2023), pero los organismos internacionales no acaban de ofrecer un consenso tranquilizador que sustente cierta credibilidad sobre el control que realmente se tiene sobre la investigación y creación de nuevos patógenos, un área donde confluyen los intereses científicos y los militares.

El 5 de marzo de 2023, el periódico digital *El Independiente* publicaba unas categóricas declaraciones del virólogo Adolfo García-Sastre, director del Instituto de Salud Global y Patógenos Emergentes del Hospital Mount Sinai de Nueva York, en las que afirmaba que la pandemia por COVID-19 podía darse por finalizada:

> "Creo que se puede declarar acabada la pandemia […] porque gracias a la vacunación y también a las infecciones que ha habido, se ha conseguido un nivel de inmunidad que impide que el virus cause tantas hospitalizaciones como causaba en el principio, a pesar de seguir circulando. ¿Y qué pasa si viene de repente una variante que es muy distinta y empieza a causar muchos más problemas? Yo a eso lo llamaría una nueva pandemia. El Covid-19 se ha acabado".

El 5 de mayo, el director general de la Organización Mundial de la Salud comunicó oficialmente el final del estado de emergencia sanitaria internacional, decisión que pone fin a un episodio sanitariamente excepcional y convierte a la COVID-19 en una enfermedad infecciosa más, cuyo manejo pasa a ser similar al de la gripe.

¿Se ha terminado la pesadilla y podemos continuar nuestras vidas como antes? La tranquilidad que empezamos a experimentar no evitará que los rastros de esta catástrofe tarden en desaparecer. Por ejemplo, en lo que concierne al impacto de la pandemia sobre el equilibrio mental de las personas es ahora cuando empieza a percibirse la magnitud de lo sucedido y a vislumbrarse apenas el impacto sanitario y social a medio y largo plazo del desastre que nos ha golpeado.

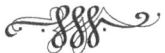

2
La infección por la COVID-19 en la población infanto-juvenil

Desde el comienzo de la infección por la COVID-19, los datos sugerían que el nuevo virus incidía de una forma más benigna en los sectores más jóvenes de la población. La idea que se impuso fue que la infección en menores era frecuentemente asintomática o producía episodios de enfermedad leves o moderados, con buen pronóstico y recuperación completa. Esta creencia hizo que el interés prestado a la infancia y la adolescencia fuera marginal o que incluso derivara en cierta desconfianza hacia ese sector poblacional, pues se valoró más su potencial como dispersores de la infección entre sus familiares y entorno escolar que su carácter de potenciales víctimas del virus.

Semejante forma de concebir cómo afecta la pandemia a la infancia y la adolescencia ha tenido consecuencias poco favorables sobre la calidad y dimensión de la atención sociosanitaria y educativa recibida en estos años por los más pequeños de la sociedad, a los que se ha tratado de apartar de las personas de mayor edad, posponiéndolos en las prioridades de los planes sanitarios y privándolos de información sobre la gravedad de lo que pasaba —salvo para reconvenir su insolidaridad cuando se saltaban las restricciones—.

El motivo de esta discriminación parece querer justificarse en función de:

a. que su menor desarrollo cognitivo y crítico les restaba capacidad para entender y procesar adecuadamente los retos que implicaba la infección por el virus,

b. la potencial mortandad que suponía el contagio, el dolor por las muertes que los rodeaban y la comprensión de las numerosas adversidades (económicas, sociales, culturales, emocionales) que han tenido que afrontar sus familias y la sociedad desde que el coronavirus se hizo amo del mundo.

La población infanto-juvenil ha sido, una vez más, la gran olvidada y ninguneada, considerándosela incluso afortunada de estar a salvo del desastre sanitario, aunque cada vez más estudios demuestran que ese planteamiento es cuanto menos parcial si no totalmente falso (Hernández-Sampelayo y cols, 2021).

Las secuelas de la COVID-19 sobre el funcionamiento del cuerpo

La percepción de la gravedad de la infección en la infancia y la adolescencia ha cambiado notablemente desde el principio de la pandemia hasta hoy. A partir de 2021 y sobre todo desde 2022 (Buonsenso y cols., 2021; Behnood y cols., 2022; López-León y cols, 2023) se han constatado crecientes evidencias de cuadros infecciosos por la COVID-19 no tan benignos y de complicaciones persistentes de esa (haya habido cuadros sintomáticos o no) en menores de todas las edades.

Se han descrito casos tanto de un cuadro poco conocido por el público común: el síndrome inflamatorio multisistémico (MIS-C) (una inflamación de múltiples partes del cuerpo, principalmente corazón, aparato digestivo y cerebro con manifestaciones clínicas muy graves que suelen requerir atención en cuidados intensivos) (Kundu y cols, 2022) como de COVID persistente, una afección que la OMS había considerado propia solo de los adultos (World Health Organization, 2021).

Las manifestaciones prolongadas por contacto con el virus de la COVID-19 resultan muy variadas y tan incapacitantes como en la población adulta. La fatiga, la dificultad respiratoria ("disnea") y el dolor de cabeza son los síntomas más frecuentes, pero hay una larga lista de posibles trastornos (en alguna revisión de plasman hasta 40 manifestaciones registradas) que pueden aparecer tardíamente y mantenerse por tiempo indefinido en nuestras generaciones jóvenes tras una infección por la COVID-19 grave, leve o, incluso, cuando no ha habido cuadro infeccioso claro: dificultades cognitivas, pérdida de olfato, dolor de garganta, dolores oculares, dolores de oído, molestias articulares, molestias abdominales, estreñimiento, diarreas, náuseas…

Estos hechos deberían hacernos modificar de raíz la valoración sobre cómo afecta la infección por SARS-CoV-2 a las generaciones jóvenes y cómo ese sufrimiento físico de evolución incierta afecta, psicológicamente, al bienestar global y calidad de vida de las mismas. El siguiente testimonio nos ayuda a pensar sobre lo que el contacto con la COVID-19 puede implicar para un menor que ve frenada su vida por un tiempo indefinido y sin garantías de mejora:

> "Soy C. y tengo 17 años [...] El 11 de abril de 2021, me desperté durante la noche con varios escalofríos, un fuerte dolor de cabeza, fiebre alta y un dolor de garganta muy severo [...] En junio seguía sin encontrarme bien y, sobre todo, me sentía asustada y sola ya que ningún médico creía que mi dolor fuese real: "todo está en tu cabeza, el COVID no afecta tanto a los jóvenes" [...]. Finalmente, un médico me diagnosticó COVID persistente. Ese diagnóstico me hizo sentir entendida, legitimando mi dolor y mis síntomas. [...] Ha pasado casi un año desde entonces y todavía estoy luchando con el dolor y las dificultades. Este año es el último en la escuela secundaria y no puedo concentrarme tan bien como antes. Siento que no soy capaz de comprender a fondo lo que estudio. A decir verdad, todavía estoy tratando de descubrir cómo esta enfermedad golpeó mi cuerpo y lo cambió [...] Sinceramente, espero que esta experiencia impredecible y dañina sea una pesadilla terrible que acabe lo antes posible" (recogido en Buonsenso, 2022: 53).

La acción del virus sobre el Sistema Nervioso Central de los organismos jóvenes

Un aspecto importante acerca de las manifestaciones de COVID persistente entre los más jóvenes es que afecta con frecuencia al sistema nervioso central: alteraciones del estado de ánimo (tristeza, enfado, ansiedad, depresión...), fatiga, trastornos del sueño (insomnio, hipersomnia, mala calidad del sueño), dolor de cabeza, disminución del rendimiento cognitivo (confusión, déficits de concentración, fallos de memoria, dificultades de aprendizaje...), mareos, síntomas neurológicos diversos (hormigueo, temblor, entumecimiento), trastornos del equilibrio...

Muchas de estas disfunciones orgánicas se superponen con la expresión de trastornos emocionales, pero su causa, el abordaje y el pronóstico son muy diferentes a las alteraciones de índole exclusivamente emocional. Por ello, es importante que la evaluación médica, psiquiátrica y psicológica se practique minuciosamente y sea capaz de discernir cuándo se detectan trastornos mentales, cuándo secuelas de la COVID o, incluso, cuándo se produce una interacción de ambos espectros de patología. En palabras de Cozzi, Marchetti y Barbi (2023):

> "No pensamos que todas las personas que continúan experimentando síntomas después de una infección aguda SARS-CoV-2 tengan problemas de salud mental [...] Si los médicos suponen que los pacientes pediátricos tienen un COVID persistente, sin evaluar críticamente todas las posibilidades, corren el riesgo de no reconocer a los pacientes con problemas de salud mental. Peor aún, perpetuarán y fortalecerán involuntariamente síntomas en sujetos propensos a estos. La necesidad de describir nuevas afecciones médicas y etiquetar a los pacientes tiene riesgos evidentes en este contexto".

El extremo contrario, es decir, suponer que toda queja psíquica o somática de un menor en relación con la COVID-19 y difícilmente encuadrable en un determinado diagnóstico obedece a un trastorno mental, sin evaluar otras posibilidades "somáticas", implica una simplificación y un evidente riesgo de enfocar erróneamente las necesidades del paciente (Chrapkowska, 2023).

Como resumen de estas cuestiones querría insistir en que la infección por la COVID-19 afecta a muchas partes del cuerpo, y de forma predilecta al sistema nervioso. Esto la incluye dentro de las patologías cerebrales que causan síntomas e incapacidad por sí mismas, se combinen o no con reacciones emocionales adversas desencadenadas por el malestar de la propia enfermedad cerebral. El tratamiento de ambas facetas de ese proceso es diferente y no puede caerse en el error de tratar sólo una depresión, por ejemplo, cuando además hay una inflamación de alguna región del Sistema Nervioso.

La repercusión emocional de la COVID-19 en la infancia y la adolescencia

Si el virus SARS-CoV-2 ha sido biológicamente más benigno con la salud de la población de menor edad, no ha sucedido lo mismo en lo que se refiere a las repercusiones individuales, familiares y sociales. Una gran parte de los estudios llevados a cabo desde los primeros meses de la expansión de la COVID-19 hasta ahora coinciden en señalar que los menores (entendiendo desde los primeros meses de vida hasta los 18 años) y, en particular, los adolescentes y, posiblemente más las chicas que los chicos, constituyen uno de los segmentos demográficos más vulnerables a que su bienestar psicosocial se vea mermado.

Desde el nacimiento hasta la adolescencia y principio de la juventud, la dimensión social e individual de la pandemia (Tizón, 2020) ha constituido un factor atemorizante y fuente de diferentes pérdidas para muchos menores. Estos han vivido entre otras experiencias estresantes:

- El temor a enfermarse y, sobre todo, a que enfermaran o murieran sus progenitores y sus familiares de más edad.

- La culpa latente en el ambiente y en los medios de comunicación derivada de la percepción de que ellos o su proximidad eran un peligro potencial para esas personas queridas,

- La incertidumbre, derivada de la falta de conocimiento sobre:

a) las vías de contagio,

b) los medios realmente eficaces de protección,

c) las posibilidades futuras de éxito frente a esta plaga.

Si la desinformación ha sido habitual en los últimos tres años, en el caso de los menores se ha descuidado especialmente el atender a sus dudas y el mantenerlos informados con claridad y sin planteamientos falsamente optimistas acerca de lo que se iba sabiendo y sobre lo que se ignoraba. Pensando en que "no estaban preparados" se los ha dejado frecuentemente en un limbo de supuesta ausencia de tensión que ha sido producto de más angustia y de búsqueda de respuesta en las peores fuentes posibles, los diversos canales disponibles en el cibermundo -sobre todo las redes sociales- generadores incesantes de bulos, distorsiones y engaños francos.

- El dolor por la muerte de seres cercanos a los que no habían podido ver desde hace tiempo y de los que no pudieron despedirse. La falta de contacto visual y presencial en los momentos clave de la enfermedad y la ausencia en los ritos que acompañan el momento de la muerte, más que protegerlos han sido circunstancias promotoras de angustia, de dificultad para elaborar las pérdidas (proceso de duelo) y de miedo difuso a nuevos fallecimientos.

La mayoría de las iniciativas adoptadas en las fases iniciales de esta catástrofe mundial y durante mucho tiempo después, hasta que la inmunización y la evolución del microorganismo ha permitido controlar nuevos brotes epidémicos, han incidido en un aspecto básico para el adecuado desarrollo psíquico de las generaciones jóvenes: la interacción, el contacto cercano interpersonal y la estimulación social, todos ellos sustratos básicos para una buena salud mental.

Como se tratará de forma específica en otro punto del trabajo, el confinamiento perturbó de manera drástica y prolongada la vida en comunidad y el acceso a los servicios de provisión de servicios sanitarios, sociales y educativos.

La distancia interpersonal o el uso de mascarillas como medidas de prevención ha alterado seriamente la posibilidad de comunicarse con otros, un factor que es determinante en las edades a las que nos estamos refiriendo, aunque, lógicamente, de forma diferente en los bebés, los preescolares, los menores de Primaria o en los adolescentes de Secundaria y Bachillerato. En cada uno de esos tramos de edades se han experimentado dificultades peculiares, con traducción diferente en su desarrollo.

Factores de riesgo y de protección

Los tres años de pandemia han afectado muy negativamente a la salud mental y a la calidad de vida global de la población en edad infanto-juvenil, pero no a todos los individuos en la misma medida. El estudio llevado a cabo por *The Child Institute* (Osgood y cols., 2022) indica que ciertos sectores presentan mayor riesgo de que la pandemia les impacte negativamente:

- Aquellos que tenían problemas previos de salud mental. La variable que más se correlaciona con efectos indeseables de la pandemia sobre la salud mental de la población infanto-juvenil es el estado psicoemocional de esta en los tres meses previos a la misma.

- Los que padecían enfermedades físicas crónicas (tumores, problemas respiratorios crónicos, enfermedades inflamatorias intestinales, enfermedades metabólicas…).

- Aquellos menores que viven en familias con dificultades económicas. Se calcula que el colectivo infanto-juvenil procedente de familias con bajos ingresos tiene hasta 4 veces más riesgo de desarrollar problemas mentales tras la pandemia.

- Los menores que viven en núcleos familiares con tensiones fuertes en la convivencia, con riesgo de manifestarse en distintas variantes de violencia intrafamiliar. En este apartado conviene señalar que la pandemia ha supuesto un factor de distanciamiento o incluso ruptura para ciertas parejas en las que antes no se detectaban conflictos relevantes; esta tensión nueva constituye una adversidad más para los menores de la familia.

- Los que viven en zonas urbanas o más afectadas por el virus, que han vivido con mayores restricciones objetivas y con sensación más intensa de que su integridad corría peligro.

En el conjunto de los factores protectores, los que promueven la resiliencia ante la adversidad, cabría destacar (Reyzábal y Sanz, 2014):

- La posibilidad y capacidad de mantener relaciones intrafamiliares dialogantes y abiertas. La resiliencia de los menores discurre paralela a la capacidad que tengan los adultos de escuchar sus motivos de preocupación y de ofrecer respuestas transparentes y sinceras, sin eludir ninguna cuestión por incómoda que sea.

- El acceso a intercambios presenciales o en línea enriquecedores con familiares, amigos o profesionales significativos (profesorado, personal sanitario de atención primaria o de atención especializada con el que se tuviera suficiente confianza).

- La implicación consistente en aficiones y actividades de ocio equilibradas (práctica de música, juegos colaborativos, meditación…) y no centradas exclusivamente en el uso pasivo de tecnologías digitales.

- El acceso dosificado a la información sobre la pandemia tanto a través de la televisión como vía internet. La disposición de asesoramiento por parte de adultos significativos sobre cómo evaluar el carácter veraz de las noticias circulantes por los diferentes medios de comunicación masiva o personal (redes sociales, whatsapps…). En este período, la alfabetización digital y el fomento del pensamiento crítico han sido especialmente necesarios para hacer frente a lo que se ha denominado "infodemia" o "infoxicación" (Reyzábal, 2020).

• La capacidad de mantener las rutinas saludables durante los períodos de confinamiento que incluyan, entre otras, la actividad física. La OMS recomendaba en sus boletines informativos establecer hábitos de ejercicios físicos sistemáticos en todas las edades de la infancia y adolescencia, incluso en los bebés menores de un año.

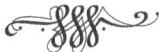

3
El golpe más duro de la pandemia: el confinamiento

Tras la declaración del estado de pandemia el 11 de marzo de 2020, la estrategia prioritaria de los Sistemas Sanitarios de la mayoría de los países se orientó a aislar a la mayor parte de la población, lo que comúnmente se conoció por *confinamiento* (un concepto diferenciado de la selectividad de la *cuarentena*) que implicaba restringir al máximo los movimientos de la ciudadanía salvo en circunstancias y actividades muy concretas consideradas imprescindibles para el funcionamiento mínimo de la colectividad.

Sin que se hubieran alcanzado las dimensiones del confinamiento de 2020, no era la primera vez que se recurría a aislar a la población como medida sanitaria de precaución y se conocían parcialmente las consecuencias para el estado de salud psicofísica de la población infanto-juvenil. Informes llevados a cabo en torno a pandemias previas (Sprang y Silman, 2013) habían constatado que el aislamiento aumentaba hasta cuatro veces la probabilidad de presentar trastorno de estrés postraumático tras el evento.

Consecuencias del confinamiento sobre la vida de la población infanto-juvenil

La limitación extrema de los movimientos fuera del entorno doméstico constituye una medida excepcional desde el punto de vista legal y social, pues afecta a derechos fundamentales de los ciudadanos y tiene repercusiones significativas sobre la salud psicofísica de la población. En el caso de la infancia y la adolescencia, las consecuencias son especialmente acusadas, ya que influyen negativamente sobre aspectos básicos del desarrollo físico y social (con especial impacto en los primeros años, por una parte, y en la adolescencia, en el otro extremo). Restringir de forma drástica la libertad de circulación implica:

- Alteración brusca de las rutinas, lo cual acaba afectando a los ritmos biológicos del organismo, incluidos sueño y alimentación. A ello contribuye también la limitación drástica del contacto con la luz natural (que también influye en el crecimiento, la inmunidad y el estado anímico, por ejemplo) y cambios hormonales derivados de esa anomalía.

- Disminución severa de la actividad física y tendencia al sedentarismo, con paralelo incremento de la tendencia al sobrepeso o la obesidad franca.

- Desvinculación de la familia extensa, en particular de los abuelos, lo que en esta pandemia se ha vinculado a niveles elevados de temor por el riesgo de que estos, al ser población de especial riesgo, enfermaran o murieran sin que existiera la posibilidad de mantener un vínculo con ellos en esos momentos críticos.

En casos más extremos, en los que los progenitores enferman del virus de la COVID-19, el aislamiento intradomiciliario o la hospitalización de estos empeoran la repercusión de la desestructuración de los vínculos.

- Potencial aumento de las tensiones en las relaciones intrafamiliares, especialmente en aquellos sectores que disponen de espacios muy reducidos.

- Empobrecimiento de los intercambios sociales, sobre todo los presenciales y los que implican contacto físico. El encerramiento domiciliario acaba por extremar el distanciamiento social iniciado con las medidas profilácticas previas, que incluían alejamiento físico, reducción casi total de abrazos y otros contactos corporales (estrecharse las manos, acariciarse…). Esto, como ya se conoce, altera ciertos parámetros hormonales, en concreto la secreción de oxitocina, que ejercen una acción benefactora sobre el bienestar emocional y protectora frente al estrés. Las videoconferencias, a pesar de haber aportado un sustituto valioso, no llegan a compensar esas carencias psicobiológicas.

- Tendencia al encerramiento en sí mismo, lo cual favorece reacciones emocionales y conductuales negativas.

- Sustitución de los contactos interpersonales directos por actividades asociadas a las nuevas tecnologías. En particular, el aumento de horas dedicadas más o menos pasivamente al uso de las redes sociales o los videojuegos se ha convertido en un hábito que ha derivado en consecuencias llamativamente nocivas, predisponentes a la aparición o empeoramiento de patologías mentales.

• Interrupción o modificación significativa de la escolarización.

• Limitación de la capacidad de acceso a los canales de ayuda sanitaria o social.

El cierre de las escuelas ha sido uno de los aspectos más negativos de esta catástrofe mundial. Ha afectado a millones de menores en todo el mundo y se trata de un proceso que aún sigue sin normalizarse por completo (UNESCO/UNICEF, 2022). Como en otros aspectos, la COVID-19 ha puesto de manifiesto y ampliado las brechas existentes entre las áreas ricas del planeta y aquellas con menos recursos.

En los países más desarrollados, la existencia de una buena red de telecomunicaciones ha permitido modificar significativamente el impacto de lo que, de otra forma, hubiera sido una auténtica catástrofe. El confinamiento nos ha redescubierto que la escuela es mucho más que un espacio donde se aprenden contenidos y que constituye un ámbito fundamental para el desarrollo emocional y social de las personas en desarrollo, más eficaz cuanto más inclusivo sea (Reyzábal, 2020).

Las nuevas tecnologías han permitido que la escolarización no se haya interrumpido, aunque no sin dificultades que han afectado tanto al alumnado como al profesorado y a los progenitores y otros miembros de la familia y la comunidad educativa (Casanova, 2022). A los primeros quizá les ha sido menos complicado adaptarse a la parte tecnológica, dada su proximidad al mundo digital; no obstante, las observaciones recogidas en alguna publicación aluden a preocupaciones asociadas al exceso de carga de trabajo, la ausencia de una relación suficiente de asesoría y acompañamiento por parte del profesorado, la incertidumbre sobre posibles retrasos en su progreso académico, especialmente en aquellos niveles cercanos al paso a la Universidad...

Los docentes han tenido que afrontar sus limitaciones digitales y trabajar a contrarreloj para engancharse a un mundo que les era ajeno y hostil (de hecho, algunos no han logrado adaptarse), modificar aspectos metodológicos, aprender a comunicarse con calidez mediante un canal que no facilitaba la cercanía emocional. Por su parte, las familias, en particular los progenitores, han visto sobrecargadas sus ya complejas jornadas de teletrabajo. Todos han requerido un esfuerzo ímprobo para desempeñar funciones diferentes en un escenario demasiado pequeño para funciones tan variadas... Y, no obstante, los que han podido hacerlo se pueden considerar privilegiados, porque en nuestra sociedad también hay brechas económicas y de infraestructuras que han mantenido alejados a sectores importantes de esa escuela en remoto.

Experiencia subjetiva del confinamiento

Existe un notable consenso acerca del impacto negativo del aislamiento derivado del estado de alarma especialmente sobre la población infantil y adolescente. Ello no quiere decir que no existan registros de vivencias positivas durante esta etapa para ciertas familias (Gorrotxategi y cols., 2020; Forti y cols., 2021 y García Murillo y cols., 2022).

Las historias sobre este período con connotaciones optimistas se asocian a factores como:

- el reforzamiento de unos vínculos familiares sanos sin factores de tensión o agresividad gracias a una disponibilidad de tiempo más favorable;

- la aplicación en el entorno familiar de estilos de comunicación fluidos, transparentes y claros;

- la sensación de mayor tranquilidad en los progenitores al sentir mayor conocimiento sobre las vidas de sus descendientes;

- el distanciamiento de situaciones conflictivas en el caso de menores con escasas habilidades sociales o sometidos a dinámicas de acoso escolar;

- el alivio temporal experimentado por menores con determinados trastornos mentales (TDAH, fobias y otros estados ansiosos...).

Aun sabiendo que las dinámicas familiares sanas han sido un factor de protección y favorecedor de resiliencia, en los estudios llevados a cabo predominan otros elementos vinculados al confinamiento que han resultado claramente perjudiciales: a) espacios domésticos pequeños o con muchas personas compartiéndolos; b) situaciones conflictivas de los progenitores (presiones laborales, preocupaciones económicas, salud emocional, limitación en las habilidades de comunicación...) que son observadas por la prole o se trasladan directamente a la relación con esta en forma de ausencia de comunicación, descuido en los cuidados físicos o emocionales, o interacciones hostiles o francamente agresivas.

Poco tiempo después de iniciarse el confinamiento en España e Italia, Orgilés y cols. (2020) realizaron entrevistas a cerca de 1500 padres de menores de 3 a 18 años de ambos países (posteriormente lo extenderían también a una muestra de Portugal) sobre diversos aspectos de la salud y las vivencias durante el confinamiento. Los adultos seleccionados informaron del aumento de síntomas diversos de malestar psíquico en sus hijos y en ellos mismos: dificultad de concentración (76,6%), aburrimiento (59%), irritabilidad (39 %), inquietud (38,8 %), nerviosismo (38 %), sentimientos de soledad (31,3 %), desazón (30,4%) y preocupaciones (30,1%).

Menores en cualquier estado evolutivo han manifestado diferentes aspectos complejos derivados del aislamiento, como recoge el Informe de UNICEF España, del que extraigo dos declaraciones de personas con edades y preocupaciones diferentes:

> "Creo que esto ha afectado mucho a los niños y niñas sobre todo por no salir a la calle; les entra ansiedad por estar encerrados, se sienten agobiados y estresados. Yo me he sentido aburrida y un poco agobiada por todos los deberes que nos han puesto. A mis primos les ha afectado mucho, porque están muy acostumbrados a salir y a estar con la familia. Mis compañeros de clase se han sentido mal porque no nos hemos podido ver. Pienso que esto va a pasar y que tenemos que estar tranquilos, pero es difícil" (Naiara, 12 años).

"Nos han dado todo el tiempo que pedíamos; antes decíamos "no tengo tiempo para nada" y ahora al estar en casa tienes más tiempo y ahora nos quejamos también. Todo el mundo, por introvertido que sea, necesita salir. Y ahora estar solo con tu mente, da miedo, porque tienes mucho tiempo para pensar, con tantas cosas, que te agobias tú mismo. Necesitas algo con lo que estar entretenido, porque cuesta mucho desconectar de la situación actual" (Anuar, 17 años).

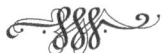

4
Respuestas emocionales y conductuales insanas ante el confinamiento

Muchas horas para pensar, obsesión por cuidar en la medida de lo posible aquello que puede controlar uno mismo (ejercicio, comida...), incertidumbre sobre lo que deparará el futuro, incapacidad para moverse a gusto, invasión de noticias catastróficas y muchas falsas a través de la redes, aburrimiento, temor a lo que puede pasar a la familia lejana, falta de espacio para alejarse cuando surgen enfrentamientos con los padres... el confinamiento se convirtió para la mayoría de los menores en una auténtica "olla a presión" que ha dejado rastros imborrables en la memoria y zarpazos en la salud física, emocional y en el equilibrio familiar, cuya persistencia en el tiempo aún no podemos calibrar. Las puertas de las casas se abrieron, pero no sabemos realmente qué restos quedaron de cara al futuro, aunque la práctica diaria nos dice que muchas de las consultas que recibimos de adolescentes y menores de etapas más precoces empiezan con "desde el confinamiento...". Resulta difícil negar que en la vida de nuestras generaciones futuras hay un antes y un después del 14 de marzo de 2020.

Merece la pena desgranar campo por campo los efectos de esos largos días, empeorados en todos los casos por la dificultad para pedir ayuda sanitaria. Y es que, aunque hubo intentos de ayuda a través de la telemedicina, estos no fueron suficientes. Los que estuvimos al frente de la pantalla comprobamos cómo los padres se encontraban desesperados por la desaparición de muchos profesionales sanitarios y que los contactos eran poco sistemáticos: urgentes en un primer momento, pero poco continuados como para lograr establecer un auténtico vínculo con el menor o la familia.

De puertas para dentro, y a pesar de los insistentes consejos preventivos para contrarrestar los inconvenientes, el desesperado escudo anti-COVID-19 dejaba los siguientes rastros:

• Desorganizaciones del sueño, con múltiples transgresiones de las básicas medidas de higiene; muchas de estas pautas (vivir por la noche pegados a teléfonos, tabletas, ordenadores..., dormir hasta mediodía...) se han convertido en persistentes trastornos del sueño con difícil reestructuración.

• Alteración de los patrones alimentarios. Este es un capítulo amplio que deja espacio tanto para la proliferación de situaciones de obesidad, por el aumento de la ingesta e incorporación de comida de mala calidad nutricional (debido al aburrimiento, a la ansiedad, a las habituales aficiones culinarias potenciadas durante la pandemia...) como a otros trastornos de la ingesta basados en la excesiva observación del cuerpo, el rechazo del mismo por influencia de los modelos difundidos perversa y machaconamente por las redes sociales... La anorexia, la bulimia, la vigorexia, las dietas idiosincráticas sin base racional... han llegado a arraigar de tal forma durante los meses de encerramiento que hay profesionales que consideran que puede estallar un conflicto de proporciones problemáticas, que se sume al de los casos preexistentes que no han sido atendidos adecuadamente por las limitaciones del Sistema Sanitario.

- Disfunciones comportamentales que han oscilado desde:

  - los episodios de inquietud,

  - los estallidos agresivos (verbal o físicamente) frente a otros componentes del núcleo familiar,

  - el ensimismamiento y aislamiento, refugiándose en el uso exagerado de dispositivos tecnológicos,

- Aislamiento mental en burbujas de pensamientos casi siempre cargados de angustia, desvalorización, autocastigo... Muchos de estos estados de dolor psíquico y autopunición se encuentran en el origen de los crecientes actos de autolesiones y, en casos más extremos, en la proliferación de tentativas o actos claramente suicidas.

- Conductas tóxicas, principalmente con cannabis y alcohol, como refugio del aburrimiento y de la sensación mantenida de malestar mental.

- Reacciones emocionales intensas de ansiedad, manifestadas en temor a contagiarse o a contagiar, fobias diversas, estados de temor e hipervigilancia mantenidos sin un foco claro...

- Episodios de duelo por enfermedades o muertes de familiares. Las muertes por la COVID-19 (y relacionadas con la situación, por ejemplo, por otras enfermedades no tratadas o por suicidio) han sido motivo de agrias discusiones en los medios de comunicación. No se debe mantener a los menores al margen de esta cuestión. Es conveniente que, al margen de la edad, la infancia y la adolescencia dispongan de ámbitos para preguntar y para expresar las emociones de pérdida.

- El ámbito familiar, sometido a la tensión emocional tanto de los padres como de los hijos, se convierte en un espacio más vulnerable a la expresión de la violencia intrafamiliar, más aún en hogares en los que esta forma de agresión era una posibilidad o realidad antes de la pandemia. Los mecanismos de detección debieron funcionar con especial atención y hoy, de forma retrospectiva, se ha de explorar prioritariamente la existencia de posibles actos de agresión durante los meses de encerramiento. La atención a traumas sobrevenidos durante el confinamiento se convierte en un área inexcusable para profesionales de la salud mental, de los servicios sociales y de la educación.

- Patologías somáticas crónicas sin un buen seguimiento. En este apartado se incluye la descompensación (y la angustia ante esta posibilidad) de problemas crónicos (asma, epilepsia, diabetes, cuadros complejos con discapacidad que implican necesidades especiales...).

*   Síntomas psicosomáticos, que a través de cuerpo canalizan la angustia presente en los menores (enuresis, cefaleas, dolores abdominales, dolores corporales difusos...).

El confinamiento obligado de los menores durante la pandemia y sus repercusiones en múltiples aspectos de la vida me hace recabar en un fenómeno conocido previamente, el aislamiento elegido voluntariamente por un sector nada desdeñable de menores. Esta drástica decisión, conocida como síndrome de Hikikomori, fue descrita por el psiquiatra japonés Saito Tamaki en el libro *Adolescencia sin fin* (2013). Aunque sean fenómenos evidentemente con raíces distintas, muchos menores no han podido afrontar exitosamente la salida de un confinamiento que no eligieron y han quedado enredados en esa especie de "tiempo detenido" propio del Hikikomori, sin capacidad de retomar su crecimiento personal, por miedo a no ser capaces de afrontar un mundo demasiado fluido e incierto para el que no reciben quizá las herramientas emocionales y cognitivas precisas. Por eso, aunque el parecido sea lejano quizá haya que reflexionar en conjunto sobre ambas circunstancias para intentar entender adecuadamente las secuelas que el año 2020 ha dejado en varias generaciones y tratar de dar respuestas a dificultades de sociabilidad, de autopercepción, de diseño de un proyecto vital... que en absoluto están resueltas ni siquiera contempladas por los responsables de los programas de prevención y tratamiento relacionados con la salud mental infanto-juvenil.

La salud mental de la infancia y la adolescencia a raíz de la pandemia

Es aún pronto para evaluar con perspectiva los efectos de la repercusión del fenómeno social de la pandemia sobre el equilibrio psíquico de nuestros menores. Hará falta un seguimiento de años si queremos profundizar en las consecuencias de esta catástrofe sobre la salud psíquica de la infancia y la adolescencia de hoy y la de los adultos del futuro, pero existen indicios suficientes para entender que el daño sufrido por los menores de nuestro país y de todo el planeta está siendo de una dimensión preocupante. Chicas y chicos de diferentes edades se encuentran ahora entre la experiencia liberadora de recobrar sus rutinas y la necesidad de elaborar el malestar acumulado durante un largo período.

Los discursos que los menores nos transmiten a los especialistas a veces son capaces de comunicar con suficiente precisión el sufrimiento que la pandemia les ha supuesto (crisis de ansiedad, temor, miedo a enfermar, falta de deseo de vivir…) y otras muchas veces son incómodos silencios o auténticos gritos de ayuda ("me encuentro mal", "no puedo más"…) carentes de plasmación verbal, que nos retan a los adultos a traducir a un lenguaje comprensible ese amasijo de emociones que a ellos les impide vivir con normalidad o incluso les impulsa a aliviarse de formas poco comprensibles que pasan por dañar el cuerpo o, incluso, a forzar la muerte como única salida a un dolor que no consiguen digerir. La sensación en estas circunstancias es que, antes de otros movimientos, resulta preciso enseñar a identificar y poner palabras a un mundo emocional devastado.

Con respecto a nuestro país, el 7 de abril de 2022, el Grupo de Trabajo Multidisciplinar sobre Salud Mental en la Infancia y Adolescencia informaba en un comunicado de prensa de indicadores llamativos acerca de los cambios detectados en España en la patología mental de los menores y el uso de los servicios de atención urgente desde la declaración oficial del estado de pandemia hasta marzo de 2021 (Tabla 1).

Tabla 1

CONCLUSIONES DEL GRUPO DE TRABAJO MULTIDISCIPLINAR SOBRE SALUD MENTAL EN LA INFANCIA Y LA ADOLESCENCIA OBSERVACIONES REALIZADAS ENTRE MARZO DE 2020 Y MARZO DE 2021
(Comunicado del 7 de abril de 2022)
1. DISMINUCIÓN DE LOS CONTACTOS EN LOS PRIMEROS MESES DE PANDEMIA
2. POSTERIOR ASCENSO DEL 47% DE CASOS DE PATOLOGÍA MENTAL EN NIÑOS Y DEL 59% DE COMPORTAMIENTO SUICIDA RESPECTO A 2019.
3. AUMENTO DEL 10% DE CONSULTAS A LOS SERVICIOS DE URGENCIAS, CON INCREMENTO DE LOS DIAGNÓSTICOS: ❖ 122% Intoxicación accidental por psicofármacos ❖ 56% Suicidio/Intento de suicidio/ ideación autolítica ❖ 40% Trastorno de conducta alimentaria ❖ 19% Depresión ❖ 10% Crisis de agresividad
4. APARICIÓN DE CASOS MÁS GRAVES
5. INICIO MÁS PRECOZ DE LOS TRASTORNOS

Fuente: Elaboración propia

Los eventos sociales, económicos y políticos derivados de la difusión de este coronavirus han repercutido en la mayoría de los trastornos mentales y en todas las edades, aunque con matices diferenciales en cada franja etaria. Los meta-análisis más recientes concluyen que los trastornos que más han incrementado la presencia entre los sectores infanto-juveniles son la ansiedad y la depresión. Significativo es también el crecimiento de los trastornos de la conducta alimentaria, los intentos de suicidio, los comportamientos autolesivos y en general los trastornos de conducta. El impacto sobre los trastornos del neurodesarrollo, especialmente el autismo, constituye otro capítulo destacado.

Al analizar las manifestaciones emocionales y conductuales en la infancia y en la adolescencia conviene subrayar que muchas de ellas serán respuestas transitorias a la vivencia de múltiples adversidades y que -con una detección precoz y el adecuado asesoramiento- acabarán normalizándose sin derivar en patologías mentales. Habrá menores que requerirán una atención especial y un seguimiento para evitar que los obstáculos encontrados en este largo tiempo se transformen en heridas permanentes o incluso deriven en patologías mentales. No obstante, en principio, sus problemas no son patologías, sino situaciones complejas que desencadenan reacciones emocionales y/o de conducta intensas y susceptibles de atención y consejo, pero no de "etiquetaje" o tratamiento en sentido estricto. Las emociones intensas o las conductas disruptivas constituyen en principio una manifestación dentro del espectro normal y constituiría un grave riesgo clasificarlas con demasiada rapidez de "trastorno". Como indica el psiquiatra José Luis Carrasco[4]: "Hay mucho riesgo de patologizar lo que son reacciones normales a situaciones que han sido duras y que incluyen un poco de malestar, de frustración, de ansiedad".

El uso de un diagnóstico por sí mismo es estigmatizante y, muchas veces, se mantiene automáticamente en valoraciones posteriores. En un momento en que las consultas a especialistas por motivos emocionales se están multiplicando, hay que ser muy consciente de la responsabilidad que tenemos para no contribuir a patologizar lo que son respuestas comprensibles y dentro del espectro normal a situaciones extremas, una tendencia que, preocupantemente, ya se percibía antes de la COVID-19 (Frances, 2014).

Los trastornos de ansiedad

La ansiedad y el miedo se encuentran entre las emociones normales que nos preparan para hacer frente a situaciones de peligro o de mayor exigencia. Cuando su intensidad, frecuencia o repercusión en la vida comienzan a ser desproporcionadas a los estímulos externos pasan a ser consideradas un trastorno, en el que se movilizan diversas reacciones fisiológicas, distorsiones de los pensamientos y condicionamiento de la conducta tendente a evitar los disparadores del temor y a buscar espacios y estrategias que aumenten la sensación de control, aunque sea al precio de limitar cada vez más la autonomía y la libertad de vivir sin constricciones autoimpuestas.

---

4 Fundación Pablo VI, "Salud Mental: ¿Nueva Pandemia?", debate celebrado el 9 de febrero de 2022. Se puede acceder al debate íntegro en el enlace https://www.youtube.com/watch?v=sKxnee65wjE, o en la web de la Fundación, https://fpablovi.org/salud-mental.

Los trastornos de ansiedad -diferenciados por el desencadenante del temor incontrolable (Tabla 2)- constituyen patologías relevantes en la infancia y la adolescencia, tanto por su frecuencia como por la repercusión presente y futura sobre la calidad de vida del individuo que las padece: restricción de los vínculos, construcción de una pobre autoimagen, evitación de situaciones necesarias para el desarrollo personal autónomo, interferencia en el progreso emocional y cognitivo, limitación de los logros académicos y, consecuentemente, de la proyección laboral futura...

Tabla 2

TIPOLOGÍA DE LOS TRASTORNOS DE ANSIEDAD
La *ansiedad de separación* consiste en la preocupación y temor excesivos de estar separado de los miembros de la familia o individuos con los que el menor está más ligado.
La *ansiedad social* radica en el miedo persistente a sentir vergüenza, ser humillado o ridiculizado en situaciones sociales.
La *ansiedad generalizada* se caracteriza por preocupaciones excesivas, constantes y no controlables sobre un gran número de acontecimientos de la vida cotidiana. Esta alerta mantenida conlleva una activación fisiológica con manifestaciones diversas (sudores, taquicardia, dolores torácicos...).
Las *fobias específicas* suponen temor intenso, mantenido y difícil de controlar ante la presencia de determinados objetos (agujas), seres (arañas, insectos, palomas...) o situaciones (extracciones de sangre, hospitales, autopistas...).
La *agorafobia* conlleva el miedo persistente de quedarse atrapado en situaciones o lugares públicos donde puede resultar difícil escapar y no haya nadie que pueda proporcionar ayuda.

El *trastorno de pánico* implica períodos inesperados, repetidos y de duración variable (de minutos a horas) de intenso terror o incomodidad. Esta vivencia se acompaña de síntomas físicos como palpitaciones, falta de aliento, sudoración...

El *mutismo selectivo* es la incapacidad de hablar (cuando no existen déficits en ese ámbito, por ejemplo, en la familia o entre amigos) en una situación social no conocida.

Fuente: Elaboración propia

Los trastornos de ansiedad se inician muy frecuentemente en la edad infanto-juvenil. Los de aparición más precoz son el mutismo, las fobias específicas y la ansiedad de separación (en torno a los 4-5 años). La ansiedad generalizada y la fobia social suelen desencadenarse un poco más adelante (en torno a los 8-11 años), siendo más tardía la aparición de los trastornos de pánico (la aparición antes de la adolescencia es bastante inhabitual, considerándose que la prevalencia entre estos no supera el 0,5 y el 1%).

Las condiciones sociales derivadas de la pandemia (el distanciamiento social, el confinamiento, el cierre de las escuelas, el apartamiento de figuras de apego, las carencias de suministros sanitarios y vitales en ciertos sectores desfavorecidos, la saturación de informaciones confusas o falsas) constituyen un sustrato proclive a favorecer cualquiera de los trastornos de ansiedad. Si antes de esta su prevalencia se consideraba ya alta -entre el 6 y el 10% según los estudios (Orgilés y cols., 2012)- tras la pandemia las cifras se han disparado según apuntan diversos estudios realizados en situaciones y poblaciones diferentes. La prevalencia de síntomas de ansiedad se duplicó durante la

COVID-19 en comparación con el período pre-pandemia. Dos encuestas longitudinales en Alemania encontraron que hasta el 30.1% de los jóvenes de 11 a 17 años tenían síntomas de ansiedad generalizada en comparación con el 14.9% antes de la pandemia (Ravens-Sieberer y cols., 2022).

Un metaanálisis resumió los resultados de 29 estudios, que incluían una muestra de 80.879 adolescentes en todo el mundo, encontrando una prevalencia agrupada de trastornos de ansiedad en niños y adolescentes en torno al 20.5% (Racine y cols., 2021). Hay estudios en China que encuentran cifras similares o superiores durante la pandemia; una investigación llevada a cabo con pacientes que se recuperaban de la infección por la COVID-19 (Liu, 2021) observó síntomas de ansiedad en un 31,6% frente al 18,9% existente en el grupo no afectado por el virus.

La depresión

Se trata de una alteración infradiagnosticada y banalizada (Sanz, 2018b) en personas menores de 18 años, a pesar de su potencial severidad y sus repercusiones sobre el desarrollo de los menores, pues merma:

a) la capacidad de tener una imagen positiva de sí mismos en el presente y en su personalidad adulta,

b) la destreza para relacionarse satisfactoriamente con familiares, amistades y otras personas,

c) la posibilidad de desarrollar su potencial cognitivo en el ámbito escolar…

Se manifiesta por estados de ánimo desagradables, que incluyen la tristeza excesiva y mantenida, la irritabilidad, la hostilidad o incluso la ira, alteraciones de la vitalidad, con falta de energía, cansancio, sensación persistente de aburrimiento, pérdida de la iniciativa y de la capacidad de disfrute de juegos, relaciones, aficiones..., aislamiento social, visión negativa de uno mismo, pensamientos frecuentes y desproporcionados de culpabilidad, excesiva sensibilidad a las críticas, modificación significativa del apetito y/o de los ritmos de sueño, pensamientos negativos y desesperanza sobre el futuro, problemas de concentración y de atención con la consiguiente repercusión sobre el rendimiento escolar, quejas físicas diversas (dolores musculares, de cabeza, abdominales) sin aparente causa física. El trastorno puede complicarse con el abuso de sustancias psicoactivas para aliviar el malestar, con conductas agresivas e incluso delictivas, promiscuidad sexual y llegar a provocar falta de deseos de vivir e ideas activas de dañarse o quitarse la vida que, en ocasiones se concretan en actos suicidas consumados o tentativas. Matizando este panorama general, en cada estadio del dilatado espectro de edades que abarca la infancia y la adolescencia pueden existir variantes propias en cada franja del mismo (Tabla 3).

Tabla 3

Menores de 7 años	Ansiedad, irritabilidad, rabietas frecuentes, llanto sin motivo, quejas físicas varias (cefaleas, dolores abdominales, mareos), pérdida de interés por el juego, cansancio excesivo o aumento de la actividad motora, posible retraso psicomotor y en los parámetros físicos. Pueden asociarse también encopresis, enuresis, fobias escolares...
De los 7 años a la pre-pubertad	Irritabilidad, agresividad, agitación o, por el contrario, inhibición, cansancio, desinterés, aburrimiento, sentimientos de culpa, ideas relacionadas con la muerte (pérdida de interés en vivir o deseo activo de morir), visión negativa e infravalorada de sí mismo, falta de concentración, disminución del rendimiento académico, aparición de conductas alteradas con episodios de agresividad, desorganización del sueño (insomnio o exceso de somnolencia), modificaciones del apetito con posible obesidad o retraso del desarrollo ponderal, alteración del control de esfínteres, síntomas corporales difusos sin explicación física aparente.

Adolescencia	Pueden aparecer más trastornos conductuales: actitudes negativistas o disociales con tendencia a saltarse las normas. Abuso de alcohol, cannabis y otras drogas, hurtos, peleas, intentos de fuga. Irritabilidad, inquietud, agresividad, estallidos de furia, aislamiento, descuido del aseo personal, hipersensibilidad a las críticas, tristeza, incapacidad de disfrutar o de hacer planes lúdicos, pensamientos reiterativos con contenido de autorreproches, descalificaciones personales, sentimiento de ser incapaz, temor y negatividad respecto a sus posibilidades futuras). Coexiste con ideas, planificaciones y actos suicidas, autolesiones, trastornos del comportamiento alimentario, trastornos de ansiedad, trastornos por déficit de atención e hiperactividad, abuso/dependencia de sustancias, problemas de control de impulsos (ludopatía presencial o en la red...).

Fuente: Elaboración propia

Hasta 2019, las cifras de prevalencia que se aceptaban como válidas en nuestro país (siendo conscientes de la limitación metodológica de los estudios existentes) rondaban alrededor del 0,5% en el tramo preescolar, en torno al 2-3% en edades entre los 9 y 11 años y alrededor del 5-8% en el período adolescente, con un preocupante 3%

de distimias o trastornos depresivos menos intensos pero crónicos y tendentes a persistir en la madurez.

La COVID-19 ha modificado este panorama debido a la confluencia de múltiples factores ambientales estresantes de los que ya se ha hablado, a los que cabe unir los todavía poco conocidos efectos del propio virus. Ambas fuentes de distrés -el sociológico y el neurobiológico- son una agresión con indudable potencia, especialmente en aquellas personas con alguna vulnerabilidad personal subyacente.

Las investigaciones dedicadas específicamente a la depresión no son aún ni suficientes ni definitivas. Cabe destacar algún trabajo centrado en la aparición de síntomas depresivos durante el confinamiento (Xie y cols., 2020; Bonati, 2022), con panoramas muy diversos. Entre los rastreos llevados a cabo específicamente con población infanto-juvenil destaca el resultado del estudio chino (Zhou, 2020) a partir de encuestas a menores confinados. En esta investigación se plasmaba que el 22,6% de los mismos sufrieron síntomas depresivos relevantes.

Meta-análisis recientes (Deng *et al.*, 2023) detectan -en una población de casi 1,5 millón de menores de todo el mundo- un aumento de hasta el 31% de la sintomatología depresiva tras el estallido de la pandemia de la COVID-19 (en estudios no limitados al estado de confinamiento): el 19% correspondería a síntomas de depresión leve, el 13% a intensidades moderadas y el 6% a perfiles graves.

El incremento reflejado por esta amplia investigación supone multiplicar casi por 4 la prevalencia anterior a la pandemia en la adolescencia. Estas cifras tienen sólo valor orientativo pues el artículo incluye poblaciones heterogéneas, diseños diversos de los estudios, momentos diferentes de la pandemia..., pero constituye un aviso que no se puede desoír, especialmente para insistir en la importancia de un diagnóstico precoz que, desgraciadamente, se está quedando corto y llega cuando el aldabonazo de los suicidios nos impide seguir mirando hacia otro lado.

Trastornos del comportamiento alimentario

Los trastornos de la conducta alimentaria incluyen actualmente un rango cada vez más amplio de variedades (anorexia nerviosa, anorexia atípica, bulimia nerviosa, trastorno por atracón, síndrome del comedor nocturno, obesidad, trastorno por purga, ortorexia, vigorexia, pica, trastorno por rumiación) con repercusiones diferentes sobre el estado general de salud y pronósticos heterogéneos a largo plazo.

Los más graves, sin duda, son la anorexia pura o con mezcla de fases anoréxicas y bulímicas y la bulimia. Se trata de patologías con un elevado potencial de producir patologías asociadas o incluso la muerte. Se focalizan tanto en la preocupación por el peso como la percepción distorsionada de la imagen corporal y tienden a ser complejas de tratar, con una elevada tendencia a la cronicidad.

Las circunstancias impuestas por la COVID-19, en particular el confinamiento, han impactado de manera especial en este tipo de trastornos (tampoco hay que perder de vista el aumento de las ingestas excesivas nocturnas y los excesos alimentarios ligados a estados de ansiedad), en dos sentidos:

- Empeorando la situación de los casos ya detectados, hasta el punto de que las pérdidas ponderales han aumentado hasta un 50% en comparación con el 20% anterior a la pandemia. Los motivos radican tanto en el deterioro del seguimiento multidisciplinar que los menores afectados precisan (el confinamiento ha impedido mantener los tratamientos intensivos en hospitales de día e incluso las consultas presenciales o el asesoramiento psicoeducativo a los padres), como por la existencia de circunstancias ambientales que favorecen la tendencia a aumentar la restricción de alimento, las purgas y la disconformidad con la percepción de las formas del propio cuerpo.

- Propiciando la aparición de casos nuevos y en edades cada vez más tempranas. Algunas fuentes apuntan hasta un 33% de estos trastornos en la franja de edad adolescente (de 12 a 17 años).[5] Estos nuevos trastornos se han gestado en un ambiente poco propicio al diagnóstico precoz, lo cual resulta un mal indicador de cara a su evolución futura.

El confinamiento ha tenido efectos determinantes en la proliferación de nuevos casos de trastornos del comportamiento alimentario.

- Ante la incertidumbre que implicaba la pandemia, muchos adolescentes han recurrido al control sobre el cuerpo y la comida para sentir que, de alguna forma, podían encauzar la complejidad de sus emociones.

---

[5] Declaraciones de la doctora Yolanda Quiles, del centro CREA (Elche), el 31 de octubre de 2021, en https://www.epe.es/es/sanidad/20211031/trastornos-alimenticios-pandemia-12544373.

- La aparición de una enfermedad con alta morbilidad y mortalidad estimuló en muchos menores el deseo de potenciar hábitos saludables, en especial, en la comida. La interpretación distorsionada de este deseo de "comer sano" para "mejorar el estado de salud general" que se veía amenazado por otros frentes llevó a bastantes menores a una aplicación distorsionada de tal deseo, centrando ese objetivo en la restricción alimentaria o la elección selectiva de dietas que no siempre eran las más idóneas.

- La conexión a las redes y a informaciones tendenciosas y muy insistentes sobre un determinado de modelo corporal, de hábitos nutritivos y de intensidades exageradas de actividad corporal acabaron de cerrar el círculo para muchas personas adolescentes (más chicas que chicos todavía) que, carentes de informaciones y de criterio propio que contrarrestasen esa presión, se han ido introduciendo en la tela de araña que suponen la anorexia o la bulimia.

Autolesiones y suicidio

El estímulo más poderoso para convertir los problemas emocionales de los menores en una urgencia social y política radica en la acumulación de intentos de suicidios consumados en menores de edades cada vez más tempranas (incluso de 12 años), en la verbalización de deseos suicidas en otros muchos[6] y en la proliferación de conductas

---

[6] La Fundación ANAR declara que en 2020 recibió hasta un 145% de llamadas de menores que verbalizaban preocupaciones autolíticas y el 180% de comunicaciones vinculadas a autolesiones, por encima de lo registrado en los dos años previos.

autolesivas declaradas en las familias y ante los especialistas (en urgencias o en dispositivos ambulatorios).

Ideación, intentos y suicidios consumados en la infancia y la adolescencia

En lo referente al suicidio, destaca que en 2020 se suicidaran 14 niños menores de 15 años, cifras que se han mantenido o incrementado a lo largo de 2021, 2022 y 2023. Los responsables de la Fundación ANAR establecen un aumento del 198% de consultas sobre ideación/conductas suicidas en el período 2020-2022 por haberse acusado los factores ambientales que incitan a las mismas: aislamiento, hacinamiento, abuso de drogas, maltrato intrafamiliar, incremento de la pobreza y de las situaciones de vulnerabilidad social, abuso de las tecnologías…

A pesar de lo impactante de ese porcentaje conviene no olvidar que este estallido es la continuación de una tendencia que se observa y se avisa desde 2010 (Sanz, 2019a) y que ha empeorado en años posteriores. Los datos procedentes de otras fuentes (por ejemplo, los registros llevados a cabo por la Sociedad Española de Urgencias de Pediatría desde el inicio de la pandemia en los registros de alta de los servicios de atención urgente, y que revelan un aumento del 122% del diagnóstico de "intoxicaciones farmacológicas" y el incremento del 56% de los de "suicidio/intento de suicidio/ideación autolítica") confirman que el período post-confinamiento ha supuesto una eclosión "sísmica" de un malestar que, por lo dicho, no podemos considerar una novedad, aunque la COVID-19 haya supuesto un efecto catalizador.

Haría falta un capítulo específico para adentrarse en una realidad tan compleja como el suicidio de los menores (Villar Cabeza, 2022). Conviene insistir, no obstante, en algunas ideas básicas:

a. El fenómeno de pensar, intentar o conseguir poner fin voluntariamente a la vida tiene fuertes relaciones con las patologías mentales (en orden de probabilidad el trastorno depresivo mayor, los trastornos bipolares, los episodios psicóticos, los trastornos de la conducta alimentaria -sobre todo la anorexia nerviosa-, el abuso-dependencia de alcohol y otras sustancias psicotrópicas), pero NO todos los suicidios obedecen a una enfermedad mental, sino a circunstancias personales, familiares y sociales muy desfavorables a las que el sujeto no ve salida.

b. Un intento de suicidio suele tener avisos previos que, o han permanecido en secreto, o se han minimizado o malinterpretado.

c. Existen numerosos tópicos sobre el suicidio cuya superación resulta imprescindible si queremos realmente afrontar esta lacra infanto-juvenil. Entre ellas, la idea de que no es positivo hablar del suicidio porque hacerlo ejerce un llamamiento a que otras personas quieran intentarlo, lo que se conoce como "efecto Werther". Muy al contrario, hablar con claridad cuando algún menor expresa directa o indirectamente preocupaciones relacionadas con la muerte provocada, constituye una oportunidad única de no abandonarle a la soledad y a la sensación insuperable de desesperanza. La cuestión es que hay que aprender a hacerlo en unos términos que sean realmente de ayuda y que consigan llegar a lo que motiva ese deseo autodestructivo y ofrecer alternativas realistas y en las que la persona que sufre sienta que va a ser acompañada. Esta forma de romper el silencio y el tabú que rodea el suicidio es lo que se ha difundido como "efecto Papageno"[7], la contraversión de los que se protegen cobardemente en ese "efecto Werther".

d. Más aún, el posible efecto contagio, radica hoy en la influencia de las redes sociales (López Martínez, 2020), compañeras inseparables de la infancia y la adolescencia. Las redes y en general los canales digitales se convierten en estímulos del suicidio por varios mecanismos:

1) como forma de acciones de acoso (ciberacoso) y agresiones varias (sexting, grooming...);

2) cuando son un medio donde se exalta el suicidio como salida digna e incluso heroica y se proponen diferentes medios para consumarlo.

Afortunadamente, igual que pueden ser nocivas, las redes sociales adecuadamente utilizadas pueden mutar en vías de llegada de mensajes de alivio y reconsideración de la opción de quitarse la vida (un canal para poner en marcha el "efecto Papageno").

---

7 Este nombre menos conocido hace referencia a un personaje de *La flauta mágica* de Mozart, disuadido de sus afanes suicidas por tres espíritus infantiles que le proponen alternativas a sus reflexiones acerca de sus deseos de autoeliminarse.

Las autolesiones

Consisten en conductas autoinfligidas con la finalidad de causarse daño físico, pero no necesariamente con finalidades autolíticas. El método más frecuente son los cortes en la piel, generalmente no muy profundos, pero también abarcan otras modalidades como quemaduras, mordeduras, rascados, roces insistentes o golpes en distintas partes del cuerpo entre las más frecuentes. Las razones por las que se acude a ellas pueden ser variadas:

a. aliviar o disminuir sentimientos negativos; las personas que las utilizan tratan de sustituir un dolor emocional inmanejable por otro físico, más asumible;

b. autocastigarse en momentos de intensa culpabilidad;

c. resolver una situación conflictiva o demandar atención desviando la atención de personas próximas hacia el hecho impactante del daño autoinfligido.

El fenómeno resultaba conocido al menos desde la década de los 60 y su frecuencia se había incrementado ya sustancialmente en la era pre-COVID-19, pero no se puede pasar por alto el impactante dato ofrecido por la Fundación ANAR acerca de que en 2020 las llamadas vinculadas a este comportamiento anómalo se dispararon un 180% respecto a los dos años previos.

En relación con el estallido de este y otros fenómenos psicopatológicos asociados que comprometen la integridad física de los menores, Diana Díaz, directora del teléfono/chat de la referida Fundación reflexiona:

"Las consecuencias del COVID-19 han generado en niños/
as y adolescentes una gran frustración fruto de la indefensión
y desesperación que explican el porqué muchos/as adolescentes
han aumentado sus ideaciones y tentativas de suicidio durante
el confinamiento y han utilizado mecanismos de autorregu-
lación emocional dañinos con el fin de lograr la reducción de
su ansiedad, como las autolesiones con la vuelta al cole o los
mecanismos de compensación propios de los trastornos de alimentación, que se han disparado coincidiendo con las primeras
salidas" (Presentación del informe anual de 2020 de la Fundación ANAR)[8].

Trastornos del neurodesarrollo. Impacto de la COVID-19 sobre el autismo

Existen menores y adultos cuya capacidad de comprensión de las interacciones sociales, manejo del lenguaje y
comportamiento motor estereotipado se encuentran radi-
calmente afectadas desde edades muy tempranas por una
modificación de los patrones habituales de maduración
del cerebro. La intensidad de la afectación del Sistema
Nervioso puede ser más profunda y alterar también la capacidad intelectual.

La repercusión tardía del autismo y el pronóstico y la
calidad de vida de los menores que padecen cualquiera de
las variantes de esta afectación del neurodesarrollo pivota
sobre una detección lo más temprana posible tras el nacimiento y en la adopción precoz de medidas de estimulación social que han de mantenerse durante toda la vida a

---

[8] https://www.anar.org/autolesiones-e-ideaciones-suicidas-ansiedad-de-
presion-y-trastornos-de-alimentacion-en-menores-de-edad-alcanzan-ci-
fras-record-a-causa-de-la-pandemia/

través de dispositivos y profesionales específicos con buen conocimiento de esta variante del desarrollo cerebral.

El primer obstáculo que surgió con el confinamiento es que las medidas de estimulación y el soporte de atención especializada se interrumpieron para aquellos menores que ya habían sido diagnosticados.

Muchos de los menores con autismo, sobre todo aquellos con mayores dificultades lingüísticas e intelectuales, tuvieron serias dificultades para entender qué implicaba el encerramiento y por qué se producía.

El aislamiento durante el confinamiento (aunque hubiera disposiciones especiales para este colectivo) se tradujo en el mantenimiento de dificultades de comunicación y de capacidad de interacción interpersonal en el período posterior. Según los estudios llevados a cabo en muestras concretas, hasta la mitad de los sujetos experimentaron un retroceso en los avances terapéuticos logrados antes de la pandemia.

Las poco favorables circunstancias derivadas del confinamiento provocaron en más de la mitad de los sujetos estudiados respuestas emocionales negativas, especialmente ansiosas, siendo esta tendencia más acusada entre las niñas, que también desarrollaron más reacciones de hipersensibilidad ante las relaciones sociales y retrasos más notables en los avances logrados antes de la pandemia.

La conducta también sufrió efectos negativos, aumentando las auto y las heteroagresiones, lo que en ocasiones requirió aumento de las intervenciones farmacológicas previas.

El mantenimiento de las rutinas y la incorporación a las clases por vía telemática presentó problemas, que repercutieron tanto en el bienestar de los menores como en el rendimiento académico posterior.

Si la COVID-19 ha afectado de forma tan drástica la progresión de los menores con autismo que ya disponían de un plan de intervención eficaz para estimular el desarrollo de sus capacidades lingüísticas y de interacción social, el panorama resulta aún más complejo para los bebés que han nacido en estos tres años. Dada la imposibilidad de un contacto precoz con servicios especializados de detección y atención temprana, una parte de esos recién nacidos, lactantes o preescolares con indicios sugerentes de alteraciones en su neurodesarrollo ha visto mermadas sus posibilidades presentes y futuras de alcanzar su máxima capacidad de autonomía, de expresión/comprensión emocional y de interacción social.

Repercusiones no establecidas con claridad en otros trastornos mentales infanto-juveniles

La variedad de patologías que afectan a un segmento tan amplio de edades no está recogida en ciertos casos por los estudios llevados a cabo. Bien por falta de suficiente investigación en este período de tiempo que aún es breve, bien porque las conclusiones obtenidas aún no sean en exceso clarificadoras, dejo apenas enunciadas las siguientes reflexiones que aún son meras pinceladas:

1. Los estudios sobre la repercusión de la COVID-19 sobre el Trastorno Obsesivo Compulsivo, ofrecen por el momento conclusiones contradictorias.

2. Los datos que se refieren al TDAH (trastorno por déficit de atención e hiperactividad) apuntan a una mejoría sintomática durante el confinamiento (con mayor focalización de la atención, aumento del rendimiento académico, regularización de los ciclos sueño-vigilia), aunque con posibles reacciones de tristeza, soledad y estrés. Por su parte, los informes de *Save the Children* apuntan a un aumento en la frecuencia de este cuadro, al igual que sucede con otros trastornos de conducta.

3. Las informaciones relacionadas con el consumo de drogas en general apuntan, según la Encuesta OEDA del Plan Nacional de Drogas (Observatorio Español de las Drogas y las Adicciones, 2021), a una estabilización/descenso generalizado en el consumo de todas las sustancias, hecho que, posiblemente deberá ser confirmado por estudios posteriores.

4. En cuanto al uso/abuso de pantallas, los datos apuntan a un incremento en el número de horas empleadas por los menores ante teléfonos, tabletas, ordenadores, consolas… No obstante, no queda claro en qué proporción de casos esta tendencia -que ya se percibía antes de 2019- pasa a adquirir carácter de adicción. En este apartado cabe incluir también lo que sí parece confirmarse, que es el aumento de menores que abusan del juego en línea con carácter patológico, lo cual constituye una variante peculiar de la ludopatía. Como dato positivo en este sentido, es reseñable la creación de dispositivos sanitarios públicos (tanto por parte de Comunidades Autónomas como de Ayuntamientos) especializados en el

abordaje de este tipo de "adicciones sin sustancia o comportamentales".

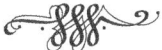

Conclusiones

En general tenemos una idea falsa e ingenua de cómo viven las generaciones más jóvenes las amenazas graves o la muerte. En absoluto, ser menor implica no percibir que algo muy grave sucede, que hay algo que los amenaza directamente, pero sobre todo que pone en peligro a las figuras significativas (progenitores, abuelos, familiares en general, docentes, amistades).

La COVID-19 ha sido un trauma de dimensión severa incluso para los más pequeños y esas experiencias extremas en edades tan tempranas aumentan el riesgo de posibles desequilibrios emocionales en el futuro. La consecuencia es que la mirada sobre el estado de salud emocional de los menores de hoy no debería ser un proyecto a corto plazo. Es importante detectar precozmente las consecuencias de la COVID-19 sobre la salud mental de nuestros menores, pero tanto en el presente como en los años venideros. Esa parece ser la filosofía dominante en la *Estrategia de Salud Mental del Sistema Nacional de Salud para el período 2022-2026* (Ministerio de Sanidad, 2022).

Sería un trabajo pertinente para los próximos meses-años sondear mediante herramientas de encuesta adecuadas cómo ha repercutido en nuestras generaciones jóvenes cada fase de esta experiencia irrepetible. No en vano, lo sembrado en estos años puede manifestarse ahora o dentro de un tiempo más largo, pues la salud de los adultos futuros se gesta en esa infancia y adolescencia a veces tan poco escuchada y atendida. Escuelas, ámbitos de formación extraescolar, lugares dedicados al ocio, centros médicos de atención primaria, especialistas cuando sea pertinente... todos son observatorios valiosos para preguntar y escuchar a los menores cómo han vivido estos años tan atípicos y qué recuerdos -traumáticos o no- les quedan de la COVID-19.

El silencio, el olvido, el suponer que no ha pasado nada, el deseo demasiado vehemente de "pasar página" sin más puede ser una tentación para personas en desarrollo, pero los adultos responsables desde diversos ámbitos del futuro de esas personalidades en construcción no deberían permitirse el delegar al azar su responsabilidad y habrían de ser conscientes de que tras una catástrofe de esta entidad es imprescindible hacer un trabajo de reconstrucción, de escucha, de duelo... si queremos evitar traumas en diferido... o en el presente. Esa es la lectura que deberíamos hacer de esa lluvia de suicidios y autolesiones que nos abruman ya tanto en los medios de comunicación como en los servicios de urgencias y en las consultas de atención primaria, psiquiatría o psicología.

En medio de este furor por hablar de salud mental y sobre todo de salud mental infanto-juvenil convendría no olvidar que, más allá del volcán que ha supuesto la COVID-19, la atención a la salud mental de los menores es una asignatura pendiente que viene de muy atrás, especialmente en nuestro país (Sanz, 2019b). Afrontar seriamente esta cuestión tan relevante implicaría cambios en muchos niveles:

1. Separar lo que es la promoción de la Salud Mental de lo que es la atención a la Enfermedad Mental, de la cual apenas se habla, quizá por que suena mal, no es políticamente correcto, infunde miedo... Sean cual sean las razones, ni la Salud Mental equivale a la ausencia de enfermedad, ni la Enfermedad Mental es la cara opuesta de una Salud Mental deficiente o poco cuidada.

2. En la construcción de una Salud Mental positiva y poderosa, influyen factores y personas que están próximos al menor -progenitores, hermanos, familia extensa y docentes, educadores sociales, monitores deportivos...-. Ninguno de ellos debería renunciar a su imprescindible aportación (Sanz, 2018c; Reyzábal, 2020; Lara, 2022) para lo cual han de recibir nociones sobre cómo abordar el mundo emocional de los menores y las estrategias para comunicarse con ellos francamente y sin temas tabú ni líneas rojas.

3. En un círculo algo más lejano, pero no demasiado, tienen mucho que aportar los trabajadores sanitarios de atención primaria y los de Servicios Sociales, como primeros detectores de posibles áreas de mejora o de indicios de que algo no va bien en la salud emocional o conductual de las generaciones jóvenes.

4. Más distantes están los especialistas en la mal llamada "Salud Mental", porque en realidad se trata de profesionales que abordan ya situaciones transitorias de malestar emocional como patologías francas. En este nivel que po-

demos denominar terciario, es donde suelen concentrarse las principales reivindicaciones:

- aumento de financiación y recursos,
- mejora de la especialización (con la creación del MIR/PIR de Psiquiatría/Psicología Infanto-Juvenil...) y
- la formación continua.

Desde luego que es fundamental mejorar los pisos altos del edificio que conlleva la atención emocional a los menores, pero no hay que olvidar que el trabajo más efectivo a largo plazo siempre que sea posible es la prevención y la detección precoz de posibles problemas. Y en esas tareas estamos implicados todos los que nos relacionamos con las generaciones más jóvenes, desde la familia pasando por los profesores, los orientadores y los responsables de la educación no reglada. Entre ellos y los profesionales de los Servicios Sociales, la Atención Primaria de salud, los especialistas sanitarios y los diveresos actores sociales (asociaciones, ONGs, partidos políticos...) debería existir un diálogo fluido, incluso con encuentros y espacios fijados para tratar temas concretos.

Es tiempo de revisar la construcción de un edificio que adolece de muchas grietas. No dejemos pasar este toque de atención para iniciar una transformación profunda y duradera (Sanz, 2022).

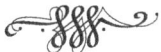

Bibliografía

Agamben, G., Zizek, S., Nancy, J.L., Berardi, F., López Petit, S., Butler, J., Badiou, A., Harvey, H., Han, B., Zivechi Galindo, M., Yáñez González, G., Manrique, P. y Preciado, P. (2020). *Sopa de Wu Han*. Madrid: ASPO.

Aranda, F. y cols. (2020). "COVID Isolation Eating Scale (CIES): Analysis of the impact of confinement in eating disorders and obesity -A collaborative international study", *European Eating Disorders*, 48 (6), 871-883.

Aumaitre, A., Costas, E., Sánchez, M., Taberner, P., Vall, J. (2021). *Crecer saludable(mente)*. Madrid: Save The Children España.

Bai, M.S., Miao, C.Y., Zhang, Y., Xue, Y., Jia, F.Y., Du, L. (2022). "COVID-19 and mental health disorders in children and adolescents (Review)", *Psychiatry Res*, 317, 114881.

Behnood, S.A. y cols. (2022). "Persistent symptoms following SARS-CoV-2 infection amongst children and young people: A meta-analysis of controlled and uncontrolled studies", *J Infect*, 84, 158–170.

Bonati, M., Campi, R., Segre, G. (2022). "Psychological impact of the quarantine during the COVID-19 pandemic on the general European adult population: a systematic review of the evidence", *Epidemiol Psychiatr Sci*, 31: e27, 1-19.

Buonsenso, D., Di Gennaro, L., De Rose, C., Morello, R., D'Ilario, F., Zampino, G., Piazza, M., Boner, A.L., Iraci, C.,

O'Connell, S., Cohen, V.B., Esposito, S., Munblit, D., Reena, J., Sigfrid, L., Valentini, P. (2021). "Long-term outcomes of pediatric infections: from traditional infectious diseases to long Covid", *Future Microbiol*, 17, 551-571.

Casanova, M.A. (2022). *La educación en tiempos de virus*. Madrid: La Muralla.

Centers for Disease Control and Prevention (2021). *Adverse Childhood Experiences Prevention Strategy*. Atlanta: National Center for Injury Prevention and Control, Centers for Disease Control and Prevention.

Centro de Investigaciones Sociológicas (2021). *Encuesta sobre la salud mental de los/as españoles/as durante la pandemia de la COVID-19*, Estudio nº 3312. Madrid: Centro de Investigaciones Sociológicas.

Chrapkowska, C. (2023). "Mental and physical health should be evaluated in children and adolescents with long COVID", *Acta Paediatr*, 12 (2), 176-177.

Cozzi, G., Marchetti, F., Barbi, E. (2023). "Clinicians need to be careful that they do not confuse mental health issues and long COVID in children and adolescents", *Acta Paediatr*, 112(2), 180-182.

Deng, J., Zhou, F., Hou, W., Heybati, K., Lohit, S., Abbas, U., Silver, Z., Wong, C.Y., Chang, O., Huang, E., Zuo, Q.K., Moskalyk, M., Ramaraju, H.B., Heybati, S. (2023). "Prevalence of mental health symptoms in children and adolescents during the COVID-19 pandemic: A meta-analysis". *Annals of the New York Academy of Sciences*, 1520 (1), 53-73.

Forti, M., Díaz de Neira, M., Mallol, L., Isidoro, B., Muñoz, A., García, L., Palanca, I. (2021). "Experiencia subjetiva de los padres de niños y adolescentes durante el confinamiento en España: un estudio descriptivo", *Revista de Psiquiatría Infanto-juvenil*, 38 (3), julio-septiembre de 2021, 4-13.

Frances, A. (2014). *¿Somos todos enfermos mentales?* Barcelona: Ariel.

Fundación ANAR (2021). *Informe Anual teléfono/chat ANAR. En tiempos de COVID. Año 2020.* Madrid: Fundación de Ayuda a Niños y Adolescentes en Riesgo (ANAR).

Fundación Española de Psiquiatría y Salud Mental (2020). *Salud Mental en la Infancia y la Adolescencia en la era del COVID-19. Evidencias y Recomendaciones de las Asociaciones Profesionales de Psiquiatría y Psicología Clínica.* Madrid: Fundación Española de Psiquiatría y Salud Mental.

García Murillo, L., Mallol Castaño, L., Díaz de Neira, M., Isidoro Fernández, B., Forti Buratti, A., Muñoz Domenjó, A., Blasco Fontecilla, H., Palanca Maresca, I. (2022). "Experiencia subjetiva de los niños durante el confinamiento en España: un estudio descriptivo", *Revista de Psiquiatría Infanto-Juvenil*, 39 (3), 12–20.

García-Sastre, A. (2023). "Se puede declarar acabada la pandemia". *El Independiente*, 5 de marzo de 2023, ed. en línea, https://www.elindependiente.com/vida-sana/salud/2023/03/05/adolfo-garcia-sastre-se-puede-declarar-acabada-la-pandemia/

Gordon, M., Strobel, W. (2023). "Lab Leak Most Likely Origin of Covid-19 Pandemic, Energy Department Now Says". *The Wall Street Journal*, edición en línea, 26 de febrero.

Gorrotxategi Gorrotxategi, P.J., Serrano Poveda, E., Garrido Torrecillas, F. J., Vázquez Fernández, M. E., Mambié Menéndez, M., Cenarro Guerrero, M. T. (2020). "¿Cómo han vivido los niños el confinamiento por el coronavirus?", *Pediatría Atención Primaria*, 22 (87), 273-281.

Herb, J., Bertrand, N. (2023). "U.S. Energy Department assesses Covid-19 likely resulted from lab leak, furthering US intel divide over virus origin". *CNN politics*, edición en línea, 27 de febrero.

Hernández-Sampelayo, T., Gómez-Pavón, J., González del Castillo, J., Martín-Delgado, MC., Martín Sánchez, F.J., Martínez-Sellés, M., Molero García, J.M., Moreno Guillén, S., Rodríguez-Artalejo, F., Ruiz-Galiana, J., Cantón, R., De Lucas Ramos, P., García-Botella, A., García-Lledó, A., Calvo Rey, C., Bouza, E. (2021). *COVID en edad pediátrica: un documento de opinión*. Madrid: Ilustre Colegio Oficial de Médicos de Madrid.

Inserro, A. (2020). "CDC Warns That COVID-19 Is Likely Headed Toward Pandemic Stage, Could Affect US Schools, Businesses", *AJMC*, 25 de febrero de 2020, https://www.ajmc.com/view/cdc-warns-that-covid19-is-likely-headed-toward-pandemic-stage-could-affect-us-schools-businesses.

Kundu, A., Maji, S., Kumar, S., Bhattacharya, S., Chakraborty, P., Sarkar, J. (2022). "Clinical aspects and presumed etiology of multisystem inflammatory syndrome in children (MIS-C): A review". *Clinical Epidemiology and Global Health*, 100966.

Lara, T. (2022). *Enseñamos lo que somos. Las alas del educador*. Madrid: La Muralla.

Liu, D., Liu, W., Rodríguez, M., Zhang, J., Zhang, F. (2021). "The mental impacts of COVID-19 on pediatric patients following recovery", *Front Psychol*, 12, 628707.

Lopez-Leon, S., Wegman-Ostrosky, T., Ayuzo Del Valle, N.C., Perelman, C., Sepulveda, R., Rebolledo, P.A., Cuapio, A., Villapol, S. (2023). "Long-COVID in children and adolescents: a systematic review and meta-analyses", *Sci Rep*, 12(1), 9950.

López Martínez, L. F. (2020). *Duelo, autolesión y conducta suicida. Desafíos en la era digital*. Madrid: Letra Minúscula.

Ministerio de Sanidad (2022). *Estrategia de Salud Mental del Sistema Nacional de Salud para el período 2022-2026*. Madrid: Ministerio de Sanidad, Secretaría General Técnica.

Observatorio Español sobre las Drogas y las Adicciones (2021). *Encuesta OEDA-COVID 2020. Impacto de la pandemia por CO-VID-19 durante el año 2020 en el patrón de consumo de sustancias psicoactivas y otros comportamientos con potencial adictivo.* Madrid: Ministerio de Sanidad, Delegación del Gobierno para el Plan Nacional sobre Drogas.

Orgilés, M., Méndez, X., Espada, J. P., Carballo, J. L., Piqueras, J. A. (2012). "Síntomas de trastornos de ansiedad en niños y adolescentes: diferencias en función de la edad y el sexo en una muestra comunitaria", *Revista de Psiquiatría y Salud Mental*, 5 (2), 115-120.

Orgilés, M., Morales, A., Delvecchio, E., Mazzeschi, C., Espada, J.P. (2020). "Immediate Psychological Effects of the CO-VID-19 Quarantine in Youth From Italy and Spain", *Front Psychol*, 6 de noviembre, 11, 579038.

Ortiz Villalobos, M.A. (2021). "Duelo en infancia y adolescencia y en tiempos de COVID-19", *Revista de Psiquiatría Infanto-Juvenil*, 1, 3-10.

Ortiz Villalobos, M.A., Alcamí Pertejo, M., Bravo Ortiz, M. F. (2022). "Impacto de la COVID-19 en la salud mental del niño, adolescente y joven adulto", en Sánchez Caro, J., Urra, J., Abellán, F. (2022) (Coords.). *Salud del niño, del adolescente y del joven adulto*, Colección de bioética y derecho sanitario, nº 28. Madrid: Fundación Merck Salud.

Osgood, K., Sheldon-Dean, H., Kimball, H. (2021). *2021 Children's Mental Health Report: What we know about the CO-VID-19 pandemic's impact on children's mental health -and what we don't know.* Nueva York: The Child Mind Institute.

Paricio del Castillo, R., Mallol Castaño, L., Díaz de Neira, M., Palanca Maresca, I. (2021). "Trastornos de la conducta alimentaria en la adolescencia en la época COVID: ¿una nueva pandemia?", *Revista de Psiquiatría infanto-juvenil*, 38 (4), 9-17.

Paricio del Castillo, R., Pando Velasco, M.F. (2020). "Salud mental infanto-juvenil y pandemia de Covid-19 en España: cuestiones y retos", *Revista de Psiquiatría infanto-juvenil*, 37 (2), 30-44.

Pérez, C. (2022). Una pandemia de desinformación. Edición del autor.

Racine, N., McArthur, B.A., Cooke, J.E., Eirich, R., Zhu, J., Madigan, S. (2021). "Global Prevalence of Depressive and Anxiety Symptoms in Children and Adolescents During COVID-19: A Meta-analysis", *JAMA Pediatr*, 175 (11), 1142-1150.

Ravens-Sieberer, U., Kaman, A., Erhart, M., Devine, J., Schlack, R., Otto, C. (2022). "Impact of the COVID-19 pandemic on quality of life and mental health in children and adolescents in Germany", *Eur Child Adolesc Psychiatry*, 31 (6), 879-889.

Reyzábal, M.V. (2020). *Educar para una sociedad sin modelos.* Madrid: La Muralla.

Reyzábal, M.V., Sanz, A.I. (2014). *Resiliencia y acoso escolar. La fuerza de la educación.* Madrid: La Muralla.

Saito, T. (2023). *Hikikomori: Adolescence without end.* Minneapolis: Minnesota University Press.

Salmerón-Medina, M., Tapia-Córcoles, A., Palou-Artola, E., Nicolau-Palou, N., Calvo-Escalona, N. (2022). "Análisis del impacto de la COVID-19 en menores de edad con trastorno del espectro autista", *Revista de Neurología*, 74, 181-188.

Samatán-Ruiz, E.M., Ruiz-Lázaro, P.M. (2021). "Trastornos de la conducta alimentaria en adolescentes durante pandemia covid-19: estudio transversal", *Revista de Psiquiatría Infanto-Juvenil*, 38 (1), 40–52.

Sanz, A.I. (2018a). "La salud de nuestros menores: una asignatura pendiente", *Revista Innovamos*, 31 de enero de 2018, https://revistainnovamos.com/2018/01/31/la-salud-de-nuestros-menores-una-asignatura-pendiente/

Sanz, A.I. (2018b). "Depresión infantil, mejor mirarla de frente", *Revista Innovamos*, 3 de mayo de 2018, https://revistainnovamos.com/2018/05/03/depresion-infantil-mejor-mirarla-de-frente/

Sanz, A.I. (2018c). "El profesorado ha de reivindicar su liderazgo en la educación emocional eficaz", *Revista Innovamos*, 7 de diciembre de 2018, https://revistainnovamos.com/2018/12/07/el-profesorado-ha-de-reivindicar-su-liderazgo-en-la-educacion-emocional-eficaz/

Sanz, A.I. (2019a). "A veces deseo morirme y no me atrevo a decirlo", *Revista Innovamos*, 1 de abril de 2019, https://revistainnovamos.com/2019/04/01/a-veces-deseo-morirme-y-no-me-atrevo-a-decirlo/

Sanz, A.I. (2019b). "¿Nos importa la salud mental de nuestra infancia?", *Revista Innovamos*, 2 de julio de 2019, https://revistainnovamos.com/2019/07/02/nos-importa-la-salud-mental-de-nuestra-infancia/

Sanz, A.I. (2022). "Las heridas emocionales de la COVID-19: Afrontar un trauma presente que no olvide los errores del pasado", *Revista Innovamos*, 14, mayo-junio 2022, 4-5.

Sprang, G., Silman, M. (2013). "Posttraumatic stress disorder in parents and youth after health-related disasters", *Disaster Med Public Health Prep*, febrero, 7 (1), 105-10.

Tang, S., Xiang, M., Cheung, T., Xiang, Y.T. (2021). "Mental health and its correlates among children and adolescents during COVID-19 school closure: The importance of parent-child discussion", *J Affect Disord,* 15, 279, 335-360.

Terin, H., Açıkel S.B., Yılmaz M.M., Şenel, S. (2023). "The effects of anxiety about their parents getting COVID-19 infection on children's mental health", *Eur J Pediatr*, 182(1), 165-171.

Tizón, J.L. (2020). *Salud emocional en tiempos de pandemia.* Barcelona: Herder.

UNESCO/ UNICEF/ The World Bank (2022). *Where are we in education recovery.* Ginebra: UNICEF.

UNICEF España (2020). *Salud Mental e Infancia en el escenario de la COVID-19. Propuestas de UNICEF España.* Madrid: UNICEF España.

Vázquez López, P., Armero Pedreira, P., Martínez-Sánchez, L., García Cruz, J.M., Bonet de Luna, C., Notario Herrero, C., Sánchez Vázquez, A.R., Rodríguez Hernández, P. J., Díez Suárez, A. (2023). "Autolesiones y conducta suicida en niños y adolescentes. Lo que la pandemia nos ha desvelado", *Anales de Pediatría*, 98, (3), 204-212.

Villar Cabeza, F. (2022). *Morir antes del suicidio. Prevención en la adolescencia.* Barcelona: Herder.

World Health Organization (2020). "WHO Director General's opening remarks at the media briefing on COVID-19-11 March 2020", https://www.who.int/es/director-general/ speeches/detail/who-director-general-s-opening-remarks-at-the-media-briefing-on-covid-19---11-march-2020

Word Health Organization (2021). *A clinical case definition of post COVID-19 condition by a Delphi consensus,* 6 de octubre de 2021. www.who.int/publications/i/item/WHO-2019-nCoV/ Post_COVID-19_condition/Clinical_case_definition/2021.1

Xie, X., Xie, Q., Zhou, Y., Zhu, K., Liu, Q., Zhang, J., Song, R. (2020). "Mental Health status Among Children in Home Confinement During the Coronavirus Disease 2019 Outbreak in Hubei Province, China", *JAMA Pediatr*, 174 (9), 898-900.

Zhou, S.J., Zhang, L.G., Wang, L.L., Guo, Z.C., Wang, J.Q., Chen, J.C., Liu, M., Chen, X., Chen, J.X. (2020). "Prevalence and socio-demographic correlates of psychological health problems in Chinese adolescents during the outbreak of COVID-19", *Eur Child Adolesc Psychiatry*, 29 (6), 749-758.

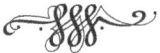

Índice